LIBRO DE COCINA

CHINA 2021

RECETAS SABROSAS DE LA TRADICIÓN CHINA

GISELA ALABARCE

Tabla de contenido

Introducción

La cocina china se ha vuelto inmensamente popular en los últimos años porque ofrece una gama diferente de sabores para disfrutar. La mayoría de los platos se cocinan sobre la estufa, y muchos se preparan y cocinan rápidamente, por lo que son ideales para el cocinero ocupado que quiere crear un plato atractivo cuando hay poco tiempo de sobra. Si realmente te gusta la cocina china, probablemente ya tengas un wok, y este es el utensilio perfecto para cocinar la mayoría de los platos del libro. Cuando descubra lo fáciles de preparar y lo sabroso que es comer, seguramente querrá invertir en un wok para su cocina.

Langostinos y Coliflor

Para 4 personas

225 g / 8 oz de cogollos de coliflor

100 g / 4 oz de gambas peladas

15 ml / 1 cucharada de salsa de soja

5 ml / 1 cucharadita de aceite de sésamo

Parte hervir la coliflor durante unos 5 minutos hasta que esté tierna pero aún crujiente. Mezclar con las gambas, espolvorear con salsa de soja y aceite de sésamo y mezclar. Enfríe antes de servir.

Palitos de jamón con sésamo

Para 4 personas

225 g / 8 oz de jamón, cortado en tiras

10 ml / 2 cucharaditas de salsa de soja

2,5 ml / ¬Ω cucharadita de aceite de sésamo

Coloca el jamón en un plato para servir. Mezclar la salsa de soja y el aceite de sésamo, espolvorear sobre el jamón y servir.

Tofu frío

Para 4 personas

450 g / 1 libra de tofu, en rodajas
45 ml / 3 cucharadas de salsa de soja
45 ml / 3 cucharadas de aceite de maní (maní)
pimienta recién molida

Coloque el tofu, unas pocas rodajas a la vez, en un colador y sumérjalo en agua hirviendo durante 40 segundos, luego escurra y coloque en un plato para servir. Dejar enfriar. Mezclar la salsa de soja y el aceite, espolvorear sobre el tofu y servir espolvoreado con pimienta.

Pollo con Tocino

Para 4 personas

225 g / 8 oz de pollo, en rodajas muy finas

75 ml / 5 cucharadas de salsa de soja

15 ml / 1 cucharada de vino de arroz o jerez seco

1 diente de ajo machacado

15 ml / 1 cucharada de azúcar morena

5 ml / 1 cucharadita de sal

5 ml / 1 cucharadita de raíz de jengibre picada

225 g / 8 oz de tocino magro, en cubos

100 g / 4 oz de castañas de agua, en rodajas muy finas

30 ml / 2 cucharadas de miel

Coloca el pollo en un bol. Mezclar 45 ml / 3 cucharadas de salsa de soja con el vino o jerez, el ajo, el azúcar, la sal y el jengibre, verter sobre el pollo y dejar marinar durante unas 3 horas. Ensarta el pollo, el tocino y las castañas en las brochetas de kebab. Mezclar el resto de la salsa de soja con la miel y untar los kebabs. Ase a la parrilla (asar) bajo una parrilla caliente durante unos 10 minutos hasta que estén cocidos, volteándolos con frecuencia y untando con más glaseado mientras se cocinan.

Para 4 personas

2 pechugas de pollo cocidas

2 plátanos firmes

6 rebanadas de pan

4 huevos

120 ml / 4 fl oz / ¬Ω taza de leche

50 g / 2 oz / ¬Ω taza de harina común (para todo uso)

225 g / 8 oz / 4 tazas de pan rallado fresco

aceite para freír

Corta el pollo en 24 trozos. Pelar los plátanos y cortarlos a lo largo en cuartos. Corta cada cuarto en tercios para dar 24 piezas. Corta la corteza del pan y córtalo en cuartos. Batir los huevos y la leche y untar por un lado del pan. Coloque un trozo de pollo y un trozo de plátano en el lado recubierto de huevo de cada trozo de pan. Cubra los cuadrados ligeramente con harina, luego sumérjalos en huevo y cúbralos con pan rallado. Sumergir nuevamente en el huevo y el pan rallado. Calentar el aceite y freír unos cuadrados a la vez hasta que se doren. Escurrir sobre papel de cocina antes de servir.

Pollo con Jengibre y Champiñones

Para 4 personas

225 g / 8 oz de filetes de pechuga de pollo

5 ml / 1 cucharadita de polvo de cinco especias

15 ml / 1 cucharada de harina común (para todo uso)

120 ml / 4 fl oz / ¬Ω taza de aceite de maní (maní)

4 chalotes, cortados por la mitad

1 diente de ajo, cortado en rodajas

1 rodaja de raíz de jengibre, picada

25 g / 1 oz / ¬° taza de anacardos

5 ml / 1 cucharadita de miel

15 ml / 1 cucharada de harina de arroz

75 ml / 5 cucharadas de vino de arroz o jerez seco

100 g / 4 oz de champiñones, en cuartos

2,5 ml / ¬Ω cucharadita de cúrcuma

6 chiles amarillos, cortados por la mitad

5 ml / 1 cucharadita de salsa de soja

jugo de ¬Ω lima

sal y pimienta

4 hojas de lechuga crujientes

Corta la pechuga de pollo en diagonal a lo largo del grano en tiras finas. Espolvoree con polvo de cinco especias y cubra ligeramente con harina. Calentar 15 ml / 1 cucharada de aceite y sofreír el pollo hasta que se dore. Retirar de la sartén. Calentar un poco más de aceite y sofreír las chalotas, el ajo, el jengibre y los anacardos durante 1 minuto. Agregue la miel y revuelva hasta que las verduras estén cubiertas. Espolvoree con harina y luego agregue el vino o jerez. Agrega los champiñones, la cúrcuma y los chiles y cocina por 1 minuto. Agregue el pollo, la salsa de soja, la mitad del jugo de lima, sal y pimienta y caliente. Sacar de la sartén y mantenga caliente. Calentar un poco más de aceite, agregar las hojas de lechuga y freír rápidamente, sazonar con sal y pimienta y el jugo de lima restante. Colocar las hojas de lechuga en una fuente para servir caliente, esparcir la carne y las verduras encima y servir.

Pollo y Jamon

Para 4 personas

225 g / 8 oz de pollo, en rodajas muy finas
75 ml / 5 cucharadas de salsa de soja
15 ml / 1 cucharada de vino de arroz o jerez seco
15 ml / 1 cucharada de azúcar morena
5 ml / 1 cucharadita de raíz de jengibre picada
1 diente de ajo machacado
225 g / 8 oz de jamón cocido, en cubos
30 ml / 2 cucharadas de miel

Coloque el pollo en un bol con 45 ml / 3 cucharadas de salsa de soja, el vino o jerez, el azúcar, el jengibre y el ajo. Dejar macerar durante 3 horas. Ensarta el pollo y el jamón en las brochetas de kebab. Mezclar el resto de la salsa de soja con la miel y untar los kebabs. Ase a la parrilla (asar) bajo una parrilla caliente durante unos 10 minutos, volteando con frecuencia y cepillando con el glaseado mientras se cocinan.

Hígados de pollo a la parrilla

Para 4 personas

450 g / 1 libra de hígados de pollo

45 ml / 3 cucharadas de salsa de soja

15 ml / 1 cucharada de vino de arroz o jerez seco

15 ml / 1 cucharada de azúcar morena

5 ml / 1 cucharadita de sal

5 ml / 1 cucharadita de raíz de jengibre picada

1 diente de ajo machacado

Hierva los hígados de pollo en agua hirviendo durante 2 minutos y luego escurra bien. Colocar en un bol con todos los ingredientes restantes excepto el aceite y marinar durante unas 3 horas. Enhebre los hígados de pollo en brochetas de kebab y áselos a la parrilla (asar) bajo una parrilla caliente durante unos 8 minutos hasta que estén dorados.

Bolas de cangrejo con castañas de agua

Para 4 personas

450 g / 1 libra de carne de cangrejo, picada

100 g / 4 oz de castañas de agua, picadas

1 diente de ajo machacado

1 cm / ¬Ω en rodajas de raíz de jengibre, picada

45 ml / 3 cucharadas de harina de maíz (maicena)

30 ml / 2 cucharadas de salsa de soja

15 ml / 1 cucharada de vino de arroz o jerez seco

5 ml / 1 cucharadita de sal

5 ml / 1 cucharadita de azúcar

3 huevos batidos

aceite para freír

Mezclar todos los ingredientes excepto el aceite y formar bolitas. Calentar el aceite y sofreír las bolas de cangrejo hasta que estén doradas. Escurrir bien antes de servir.

Dim Sum

Para 4 personas

100 g / 4 oz de gambas peladas, picadas

225 g / 8 oz de carne de cerdo magra, finamente picada

50 g / 2 oz de col china, finamente picada

3 cebolletas (cebolletas), picadas

1 huevo batido

30 ml / 2 cucharadas de harina de maíz (maicena)

10 ml / 2 cucharaditas de salsa de soja

5 ml / 1 cucharadita de aceite de sésamo

5 ml / 1 cucharadita de salsa de ostras

24 pieles de wonton

aceite para freír

Mezclar las gambas, el cerdo, el repollo y las cebolletas. Mezcle el huevo, la harina de maíz, la salsa de soja, el aceite de sésamo y la salsa de ostras. Coloque cucharadas de la mezcla en el centro de cada piel de wonton. Presione suavemente los envoltorios alrededor del relleno, juntando los bordes pero dejando la parte superior abierta. Calentar el aceite y freír las sumas tenues unas cuantas a la vez hasta que se doren. Escurrir bien y servir caliente.

Rollos de jamón y pollo

Para 4 personas

2 pechugas de pollo

1 diente de ajo machacado

2,5 ml / ¬Ω cucharadita de sal

2,5 ml / ¬Ω cucharadita de polvo de cinco especias

4 lonchas de jamón cocido

1 huevo batido

30 ml / 2 cucharadas de leche

25 g / 1 oz / ¬° taza de harina común (para todo uso)

4 cáscaras de rollo de huevo

aceite para freír

Corta las pechugas de pollo por la mitad. Golpéalos hasta que estén muy finos. Mezcle el ajo, la sal y el polvo de cinco especias y espolvoree sobre el pollo. Coloque una rebanada de jamón encima de cada trozo de pollo y enróllelos bien. Mezclar el huevo y la leche. Cubra los trozos de pollo ligeramente con harina y luego sumérjalos en la mezcla de huevo. Coloque cada pieza sobre la piel de un rollo de huevo y cepille los bordes con huevo batido. Dobla los lados y luego enrolla juntos, pellizcando los bordes para sellar. Calentar el aceite y freír los panecillos durante unos 5 minutos hasta que estén dorados y bien cocidos. Escurrir sobre papel de cocina y luego cortar en rodajas diagonales gruesas para servir.

Rotación de Jamón Horneado

Para 4 personas

350 g / 12 oz / 3 tazas de harina común (para todo uso)
175 g / 6 oz / ¬œ taza de mantequilla
120 ml / 4 fl oz / ¬Ω taza de agua
225 g / 8 oz de jamón picado
100 g / 4 oz de brotes de bambú, picados
2 cebolletas (cebolletas), picadas
15 ml / 1 cucharada de salsa de soja
30 ml / 2 cucharadas de semillas de sésamo

Coloque la harina en un bol y frote la mantequilla. Mezclar con el agua para formar una masa. Estirar la masa y cortar en círculos de 5 cm / 2. Mezcle todos los ingredientes restantes excepto las semillas de sésamo y coloque una cucharada en cada círculo. Cepille los bordes de la masa con agua y selle. Cepille el exterior con agua y espolvoree con semillas de sésamo. Hornee en un horno precalentado a 180 C / 350 F / marca de gas 4 durante 30 minutos.

Pescado pseudo ahumado

Para 4 personas

1 lubina

3 rodajas de raíz de jengibre, en rodajas

1 diente de ajo machacado

1 cebolla tierna (cebolleta), en rodajas gruesas

75 ml / 5 cucharadas de salsa de soja

30 ml / 2 cucharadas de vino de arroz o jerez seco

2,5 ml / ¬Ω cucharadita de anís molido

2,5 ml / ¬Ω cucharadita de aceite de sésamo

10 ml / 2 cucharaditas de azúcar

120 ml / 4 fl oz / ¬Ω taza de caldo

aceite para freír

5 ml / 1 cucharadita de harina de maíz (maicena)

Recorta el pescado y córtalo en rodajas de 5 mm (¬° pulg.) A contrapelo. Mezcle el jengibre, el ajo, la cebolleta, 60 ml / 4 cucharadas de salsa de soja, el jerez, el anís y el aceite de sésamo. Vierta sobre el pescado y mezcle suavemente. Dejar reposar 2 horas, dando vueltas de vez en cuando.

Escurrir la marinada en una sartén y secar el pescado sobre papel de cocina. Agregue el azúcar, el caldo y la salsa de soja restante a la marinada, lleve a ebullición y cocine a fuego lento durante 1 minuto. Si necesita espesar la salsa, mezcle la maicena con un poco de agua fría, revuélvala con la salsa y cocine a fuego lento, revolviendo, hasta que la salsa espese.

Mientras tanto, calentar el aceite y sofreír el pescado hasta que esté dorado. Escurrir bien. Sumerja los trozos de pescado en la marinada y luego colóquelos en un plato para servir caliente. Sirva caliente o fría.

Champiñones rellenos

Para 4 personas

12 tapas grandes de hongos secos

225 g / 8 oz de carne de cangrejo

3 castañas de agua, picadas

2 cebolletas (cebolletas), finamente picadas

1 clara de huevo

15 ml / 1 cucharada de harina de maíz (maicena)

15 ml / 1 cucharada de salsa de soja

15 ml / 1 cucharada de vino de arroz o jerez seco

Remoja los champiñones en agua tibia durante la noche. Apriete seco. Mezcle los ingredientes restantes y úselos para rellenar las tapas de los champiñones. Colocar en una rejilla para vaporera y cocinar al vapor durante 40 minutos. Servir caliente.

Champiñones con salsa de ostras

Para 4 personas

10 hongos chinos secos
250 ml / 8 fl oz / 1 taza de caldo de res
15 ml / 1 cucharada de harina de maíz (maicena)
30 ml / 2 cucharadas de salsa de ostras
5 ml / 1 cucharadita de vino de arroz o jerez seco

Remoje los champiñones en agua tibia durante 30 minutos y luego escurra, reservando 250 ml / 8 fl oz / 1 taza de líquido de remojo. Desecha los tallos. Mezcle 60 ml / 4 cucharadas de caldo de res con la harina de maíz hasta obtener una pasta. Lleve a ebullición el caldo de res restante con los champiñones y el líquido de los champiñones, tape y cocine a fuego lento durante 20 minutos. Retire los champiñones del líquido con una espumadera y colóquelos en un plato para servir tibio. Agregue la salsa de ostras y el jerez a la sartén y cocine a fuego lento, revolviendo durante 2 minutos. Agregue la pasta de harina de maíz y cocine a fuego lento, revuelva hasta que la salsa espese. Vierta sobre los champiñones y sirva de una vez.

Rollos de cerdo y lechuga

Para 4 personas

4 hongos chinos secos

15 ml / 1 cucharada de aceite de cacahuete

225 g / 8 oz de carne de cerdo magra, picada

100 g / 4 oz de brotes de bambú, picados

100 g / 4 oz de castañas de agua, picadas

4 cebolletas (cebolletas), picadas

175 g / 6 oz de carne de cangrejo, en copos

30 ml / 2 cucharadas de vino de arroz o jerez seco

15 ml / 1 cucharada de salsa de soja

10 ml / 2 cucharaditas de salsa de ostras

10 ml / 2 cucharaditas de aceite de sésamo

9 hojas chinas

Remojar los champiñones en agua tibia durante 30 minutos y luego escurrir. Desechar los tallos y picar las tapas. Calentar el aceite y sofreír el cerdo durante 5 minutos. Agrega los champiñones, los brotes de bambú, las castañas de agua, las cebolletas y la carne de cangrejo y sofríe durante 2 minutos. Mezcle el vino o jerez, la salsa de soja, la salsa de ostras y el aceite de sésamo y revuélvalo en la sartén. Retirar del fuego.

Mientras tanto, blanquear las hojas chinas en agua hirviendo durante 1 minuto y luego escurrir. Coloque cucharadas de la mezcla de cerdo en el centro de cada hoja, doble los lados y luego enrolle para servir.

Albóndigas de Cerdo y Castañas

Para 4 personas

450 g / 1 libra de carne de cerdo picada (molida)

50 g / 2 oz de champiñones, finamente picados

50 g / 2 oz de castañas de agua, finamente picadas

1 diente de ajo machacado

1 huevo batido

30 ml / 2 cucharadas de salsa de soja

15 ml / 1 cucharada de vino de arroz o jerez seco

5 ml / 1 cucharadita de raíz de jengibre picada

5 ml / 1 cucharadita de azúcar

sal

30 ml / 2 cucharadas de harina de maíz (maicena)

aceite para freír

Mezcle todos los ingredientes excepto la harina de maíz y forme bolitas con la mezcla. Enrolle la harina de maíz. Calentar el aceite y sofreír las albóndigas durante unos 10 minutos hasta que se doren. Escurrir bien antes de servir.

albóndigas de cerdo

Para 4 personas

450 g / 1 libra de harina común (para todo uso)

500 ml / 17 fl oz / 2 tazas de agua

450 g / 1 lb de carne de cerdo cocida, picada

225 g / 8 oz de gambas peladas, picadas

4 tallos de apio picados

15 ml / 1 cucharada de salsa de soja

15 ml / 1 cucharada de vino de arroz o jerez seco

15 ml / 1 cucharada de aceite de sésamo

5 ml / 1 cucharadita de sal

2 cebolletas (cebolletas), finamente picadas

2 dientes de ajo machacados

1 rodaja de raíz de jengibre, picada

Mezcle la harina y el agua hasta obtener una masa suave y amase bien. Tapar y dejar reposar 10 minutos. Extienda la masa lo más finamente posible y córtela en círculos de 5 cm / 2. Mezcle todos los ingredientes restantes. Coloque cucharadas de la mezcla en cada círculo, humedezca los bordes y selle en un semicírculo. Ponga a hervir una cacerola con agua y luego coloque suavemente las albóndigas en el agua. Cuando las albóndigas suban a la superficie, agregue 150 ml / ¬°pt / ¬æ taza de agua fría y luego vuelva a hervir el agua. Cuando las albóndigas vuelven a subir, están cocidas.

Rissoles de cerdo y ternera

Para 4 personas

100 g / 4 oz de carne de cerdo picada (molida)

100 g / 4 oz de ternera picada (molida)

1 rebanada de tocino rayado, picado (molido)

15 ml / 1 cucharada de salsa de soja

sal y pimienta

1 huevo batido

30 ml / 2 cucharadas de harina de maíz (maicena)

aceite para freír

Mezcle las carnes picadas y el tocino y sazone con sal y pimienta. Ate con el huevo, forme bolas del tamaño de una nuez y espolvoree con harina de maíz. Calentar el aceite y sofreír hasta que se doren. Escurrir bien antes de servir.

Gambas Mariposa

Para 4 personas

450 g / 1 libra de gambas grandes peladas

15 ml / 1 cucharada de salsa de soja

5 ml / 1 cucharadita de vino de arroz o jerez seco

5 ml / 1 cucharadita de raíz de jengibre picada

2,5 ml / ¬Ω cucharadita de sal

2 huevos batidos

30 ml / 2 cucharadas de harina de maíz (maicena)

15 ml / 1 cucharada de harina común (para todo uso)

aceite para freír

Cortar las gambas a la mitad de la espalda y extenderlas para formar una mariposa. Mezcle la salsa de soja, el vino o el jerez, el jengibre y la sal. Verter sobre las gambas y dejar macerar durante 30 minutos. Retirar de la marinada y secar. Batir el huevo con la maicena y la harina hasta formar una masa y mojar las gambas en la masa. Calentar el aceite y sofreír las gambas hasta que se doren. Escurrir bien antes de servir.

Langostinos chinos

Para 4 personas

450 g / 1 libra de gambas sin pelar

30 ml / 2 cucharadas de salsa Worcestershire

15 ml / 1 cucharada de salsa de soja

15 ml / 1 cucharada de vino de arroz o jerez seco

15 ml / 1 cucharada de azúcar morena

Coloca las gambas en un bol. Mezclar el resto de ingredientes, verter sobre las gambas y dejar macerar durante 30 minutos. Transfiera a un molde para hornear y hornee en un horno precalentado a 150 ° C / 300 ° F / marca de gas 2 durante 25 minutos. Sirva caliente o frío en las conchas para que los invitados las desgranen.

Galletas saladas de gambas

Para 4 personas

100 g / 4 oz de galletas de gambas
aceite para freír

Calentar el aceite hasta que esté muy caliente. Añada un puñado
de galletas de gambas a la vez y fría unos segundos hasta que se
hinchen. Retirar del aceite y escurrir sobre papel de cocina
mientras continúas friendo las galletas.

Langostinos crujientes

Para 4 personas

450 g / 1 lb de langostinos tigre pelados

15 ml / 1 cucharada de vino de arroz o jerez seco

10 ml / 2 cucharaditas de salsa de soja

5 ml / 1 cucharadita de polvo de cinco especias

sal y pimienta

90 ml / 6 cucharadas de harina de maíz (maicena)

2 huevos batidos

100 g / 4 oz de pan rallado

aceite de cacahuete para freír

Mezclar las gambas con el vino o jerez, la salsa de soja y el polvo de cinco especias y sazonar con sal y pimienta. Mézclelos en la harina de maíz y luego cúbralos con huevo batido y pan rallado. Freír en aceite caliente durante unos minutos hasta que estén ligeramente dorados, luego escurrir y servir de inmediato.

Langostinos con Salsa de Jengibre

Para 4 personas

15 ml / 1 cucharada de salsa de soja

5 ml / 1 cucharadita de vino de arroz o jerez seco

5 ml / 1 cucharadita de aceite de sésamo

450 g / 1 libra de gambas peladas

30 ml / 2 cucharadas de perejil fresco picado

15 ml / 1 cucharada de vinagre de vino

5 ml / 1 cucharadita de raíz de jengibre picada

Mezcle la salsa de soja, el vino o el jerez y el aceite de sésamo. Verter sobre las gambas, tapar y dejar macerar durante 30 minutos. Asa las gambas durante unos minutos hasta que estén cocidas, untando con la marinada. Mientras tanto, mezcle el perejil, el vinagre de vino y el jengibre para servir con las gambas.

Rollitos de gambas y fideos

Para 4 personas

50 g / 2 oz de fideos de huevo, partidos en trozos

15 ml / 1 cucharada de aceite de cacahuete

50 g / 2 oz de carne de cerdo magra, finamente picada

100 g de champiñones picados

3 cebolletas (cebolletas), picadas

100 g / 4 oz de gambas peladas, picadas

15 ml / 1 cucharada de vino de arroz o jerez seco

sal y pimienta

24 pieles de wonton

1 huevo batido

aceite para freír

Cocine los fideos en agua hirviendo durante 5 minutos, luego escurra y pique. Calentar el aceite y sofreír el cerdo durante 4 minutos. Agrega los champiñones y las cebollas y sofríe durante 2 minutos y luego retira del fuego. Añada las gambas, el vino o el jerez y los fideos y sazone al gusto con sal y pimienta. Coloque cucharadas de la mezcla en el centro de cada piel de wonton y cepille los bordes con huevo batido. Doble los bordes y luego enrolle las envolturas, sellando los bordes juntos. Calienta el aceite y fríe los panecillos unos pocos a la vez durante unos 5 minutos hasta que estén dorados. Escurrir sobre papel de cocina antes de servir.

Tostadas de gambas

Para 4 personas

2 huevos 450 g / 1 libra de gambas peladas, picadas

15 ml / 1 cucharada de harina de maíz (maicena)

1 cebolla finamente picada

30 ml / 2 cucharadas de salsa de soja

15 ml / 1 cucharada de vino de arroz o jerez seco

5 ml / 1 cucharadita de sal

5 ml / 1 cucharadita de raíz de jengibre picada

8 rebanadas de pan, cortadas en triángulos

aceite para freír

Mezcle 1 huevo con todos los ingredientes restantes excepto el pan y el aceite. Coloque la mezcla sobre los triángulos de pan y presione para formar una cúpula. Unte con el huevo restante. Calentar unos 5 cm de aceite y sofreír los triángulos de pan hasta que se doren. Escurrir bien antes de servir.

Wonton de cerdo y gambas con salsa agridulce

Para 4 personas

120 ml / 4 fl oz / ¬Ω taza de agua

60 ml / 4 cucharadas de vinagre de vino

60 ml / 4 cucharadas de azúcar morena

30 ml / 2 cucharadas de puré de tomate (pasta)

10 ml / 2 cucharaditas de harina de maíz (maicena)

25 g / 1 oz de champiñones, picados

25 g / 1 oz de gambas peladas y picadas

50 g / 2 oz de carne de cerdo magra, picada

2 cebolletas (cebolletas), picadas

5 ml / 1 cucharadita de salsa de soja

2,5 ml / ¬Ω cucharadita de raíz de jengibre rallada

1 diente de ajo machacado

24 pieles de wonton

aceite para freír

Mezcle el agua, el vinagre de vino, el azúcar, el puré de tomate y la harina de maíz en una cacerola pequeña. Lleve a ebullición, revolviendo continuamente, luego cocine a fuego lento durante 1 minuto. Retirar del fuego y mantener caliente.

Mezclar los champiñones, las gambas, el cerdo, las cebolletas, la salsa de soja, el jengibre y el ajo. Coloque cucharadas del relleno en cada piel, cepille los bordes con agua y presione para sellar. Calentar el aceite y freír los wonton de a pocos hasta que se doren. Escurrir sobre papel de cocina y servir caliente con salsa agridulce.

Caldo de pollo

Rinde 2 litros / 3½ pts / 8½ tazas

1,5 kg / 2 lb de huesos de pollo cocidos o crudos

450 g / 1 libra de huesos de cerdo

1 cm / ½ en trozo de raíz de jengibre

3 cebolletas (cebolletas), en rodajas

1 diente de ajo machacado

5 ml / 1 cucharadita de sal

2,25 litros / 4 pts / 10 tazas de agua

Lleve todos los ingredientes a ebullición, tape y cocine a fuego lento durante 15 minutos. Quite la grasa. Cubra y cocine a fuego lento durante 1 ½ horas. Colar, enfriar y desnatar. Congele en pequeñas cantidades o manténgalo refrigerado y úselo dentro de 2 días.

Sopa de brotes de soja y cerdo

Para 4 personas

450 g / 1 libra de cerdo, en cubos

1,5 l / 2½ pts / 6 tazas de caldo de pollo

5 rodajas de raíz de jengibre

350 g / 12 oz de brotes de soja

15 ml / 1 cucharada de sal

Escaldar la carne de cerdo en agua hirviendo durante 10 minutos y luego escurrir. Llevar a ebullición el caldo y añadir el cerdo y el jengibre. Tape y cocine a fuego lento durante 50 minutos. Agregue los brotes de soja y la sal y cocine a fuego lento durante 20 minutos.

Sopa de abulón y champiñones

Para 4 personas

60 ml / 4 cucharadas de aceite de cacahuete

100 g / 4 oz de carne de cerdo magra, cortada en tiras

225 g / 8 oz de abulón enlatado, cortado en tiras

100 g / 4 oz de champiñones, en rodajas

2 tallos de apio, en rodajas

50 g / 2 oz de jamón, cortado en tiras

2 cebollas en rodajas

1,5 l / 2½ pts / 6 tazas de agua

30 ml / 2 cucharadas de vinagre de vino

45 ml / 3 cucharadas de salsa de soja

2 rodajas de raíz de jengibre picadas

sal y pimienta recién molida

15 ml / 1 cucharada de harina de maíz (maicena)

45 ml / 3 cucharadas de agua

Calentar el aceite y sofreír el cerdo, el abulón, los champiñones, el apio, el jamón y la cebolla durante 8 minutos. Agregue el agua y el vinagre de vino, lleve a ebullición, tape y cocine a fuego lento durante 20 minutos. Agrega la salsa de soja, el jengibre, la sal y la pimienta. Mezcle la harina de maíz hasta obtener una pasta con el agua, mezcle con la sopa y cocine a fuego lento, revolviendo, durante 5 minutos hasta que la sopa se aclare y espese.

Sopa de Pollo y Espárragos

Para 4 personas

100 g / 4 oz de pollo, desmenuzado

2 claras de huevo

2,5 ml / ½ cucharadita de sal

30 ml / 2 cucharadas de harina de maíz (maicena)

225 g / 8 oz de espárragos, cortados en trozos de 5 cm / 2

100 g / 4 oz de brotes de soja

1,5 l / 2½ pts / 6 tazas de caldo de pollo

100 g / 4 oz de champiñones

Mezclar el pollo con las claras de huevo, la sal y la maicena y dejar reposar 30 minutos. Cocine el pollo en agua hirviendo durante unos 10 minutos hasta que esté bien cocido y luego escurra bien. Escaldar los espárragos en agua hirviendo durante 2 minutos y escurrir. Escaldar los brotes de soja en agua hirviendo durante 3 minutos y luego escurrir. Vierta el caldo en una sartén grande y agregue el pollo, los espárragos, los champiñones y los brotes de soja. Llevar a ebullición y sazonar al gusto con sal. Cocine a fuego lento durante unos minutos para permitir que se desarrollen los sabores y hasta que las verduras estén tiernas pero aún crujientes.

Sopa de res

Para 4 personas

225 g / 8 oz de carne de res picada (molida)
15 ml / 1 cucharada de salsa de soja
15 ml / 1 cucharada de vino de arroz o jerez seco
15 ml / 1 cucharada de harina de maíz (maicena)
1,2 l / 2 pts / 5 tazas de caldo de pollo
5 ml / 1 cucharadita de salsa de guindilla
sal y pimienta
2 huevos batidos
6 cebolletas (cebolletas), picadas

Mezclar la carne con la salsa de soja, el vino o el jerez y la maicena. Añadir al caldo y llevar a ebullición poco a poco, revolviendo. Agregue la salsa de guindilla y sazone al gusto con sal y pimienta, cubra y cocine a fuego lento durante unos 10 minutos, revolviendo ocasionalmente. Agregue los huevos y sirva espolvoreados con las cebolletas.

Sopa de res y hojas chinas

Para 4 personas

200 g / 7 oz de carne magra de res, cortada en tiras

15 ml / 1 cucharada de salsa de soja

15 ml / 1 cucharada de aceite de cacahuete

1.5 l / 2½ pts / 6 tazas de caldo de res

5 ml / 1 cucharadita de sal

2,5 ml / ½ cucharadita de azúcar

½ cabeza de hojas chinas, cortadas en trozos

Mezclar la carne con la salsa de soja y el aceite y dejar macerar durante 30 minutos, revolviendo de vez en cuando. Llevar a ebullición el caldo con la sal y el azúcar, agregar las hojas chinas y dejar hervir a fuego lento unos 10 minutos hasta que estén casi cocidas. Agregue la carne y cocine a fuego lento durante 5 minutos más.

Sopa de repollo

Para 4 personas

60 ml / 4 cucharadas de aceite de cacahuete

2 cebollas picadas

100 g / 4 oz de carne de cerdo magra, cortada en tiras

225 g / 8 oz de col china, rallada

10 ml / 2 cucharaditas de azúcar

1,2 l / 2 pts / 5 tazas de caldo de pollo

45 ml / 3 cucharadas de salsa de soja

sal y pimienta

15 ml / 1 cucharada de harina de maíz (maicena)

Calentar el aceite y sofreír las cebollas y el cerdo hasta que estén ligeramente dorados. Agrega el repollo y el azúcar y sofríe durante 5 minutos. Agrega el caldo y la salsa de soja y sazona al gusto con sal y pimienta. Llevar a ebullición, tapar y cocinar a fuego lento durante 20 minutos. Mezcle la harina de maíz con un poco de agua, mezcle con la sopa y cocine a fuego lento, revolviendo, hasta que la sopa espese y se aclare.

Sopa de ternera picante

Para 4 personas

45 ml / 3 cucharadas de aceite de maní (maní)

1 diente de ajo machacado

5 ml / 1 cucharadita de sal

225 g / 8 oz de carne de res picada (molida)

6 cebolletas (cebolletas), cortadas en tiras

1 pimiento rojo cortado en tiras

1 pimiento verde cortado en tiritas

225 g / 8 oz de repollo, rallado

1 l / 1¾ pts / 4¼ tazas de caldo de res

30 ml / 2 cucharadas de salsa de ciruela

30 ml / 2 cucharadas de salsa hoisin

45 ml / 3 cucharadas de salsa de soja

2 piezas de jengibre de tallo, picado

2 huevos

5 ml / 1 cucharadita de aceite de sésamo

225 g / 8 oz de fideos transparentes, remojados

Calentar el aceite y sofreír los ajos y la sal hasta que estén ligeramente dorados. Agrega la carne y dora rápidamente.

Agrega las verduras y sofríe hasta que estén transparentes.
Agregue el caldo, la salsa de ciruela, la salsa hoisin, 30 ml / 2

cucharada de salsa de soja y el jengibre, llevar a ebullición y
cocinar a fuego lento durante 10 minutos. Batir los huevos con el
aceite de sésamo y el resto de la salsa de soja. Agrega a la sopa
con los fideos y cocina, revolviendo, hasta que los huevos
formen hebras y los fideos estén tiernos.

Sopa celestial

Para 4 personas

2 cebolletas (cebolletas), picadas

1 diente de ajo machacado

30 ml / 2 cucharadas de perejil fresco picado

5 ml / 1 cucharadita de sal

15 ml / 1 cucharada de aceite de cacahuete

30 ml / 2 cucharadas de salsa de soja

1,5 l / 2½ pts / 6 tazas de agua

Mezcle las cebolletas, el ajo, el perejil, la sal, el aceite y la salsa de soja. Llevar al agua a ebullición, verter sobre la mezcla de cebolleta y dejar reposar 3 minutos.

Sopa de pollo y jengibre

Para 4 personas

4 hongos chinos secos

1,5 l / 2½ pts / 6 tazas de agua o caldo de pollo

225 g / 8 oz de carne de pollo, en cubos

10 rodajas de raíz de jengibre

5 ml / 1 cucharadita de vino de arroz o jerez seco

sal

Remojar los champiñones en agua tibia durante 30 minutos y luego escurrir. Desecha los tallos. Hierva el agua o el caldo con el resto de los ingredientes y cocine a fuego lento durante unos 20 minutos hasta que el pollo esté cocido.

Sopa De Pollo Con Hongos Chinos

Para 4 personas

25 g / 1 oz de champiñones chinos secos

100 g / 4 oz de pollo, desmenuzado

50 g / 2 oz de brotes de bambú, triturados

30 ml / 2 cucharadas de salsa de soja

30 ml / 2 cucharadas de vino de arroz o jerez seco

1,2 l / 2 pts / 5 tazas de caldo de pollo

Remojar los champiñones en agua tibia durante 30 minutos y luego escurrir. Deseche los tallos y corte las tapas. Escaldar los champiñones, el pollo y los brotes de bambú en agua hirviendo durante 30 segundos y escurrir. Colóquelos en un tazón y agregue la salsa de soja y el vino o jerez. Dejar macerar durante 1 hora. Lleve el caldo a ebullición, agregue la mezcla de pollo y la marinada. Revuelva bien y cocine a fuego lento durante unos minutos hasta que el pollo esté bien cocido.

Sopa de Pollo y Arroz

Para 4 personas

1 l / 1¾ pts / 4¼ tazas de caldo de pollo
225 g / 8 oz / 1 taza de arroz de grano largo cocido
100 g / 4 oz de pollo cocido, cortado en tiras
1 cebolla, cortada en gajos
5 ml / 1 cucharadita de salsa de soja

Caliente todos los ingredientes juntos suavemente hasta que estén calientes sin dejar que la sopa hierva.

Sopa de Pollo y Coco

Para 4 personas

350 g / 12 oz de pechuga de pollo

sal

10 ml / 2 cucharaditas de harina de maíz (maicena)

30 ml / 2 cucharadas de aceite de cacahuete

1 guindilla verde, picada

1 l / 1¾ pts / 4¼ tazas de leche de coco

5 ml / 1 cucharadita de cáscara de limón rallada

12 lichis

pizca de nuez moscada rallada

sal y pimienta recién molida

2 hojas de toronjil

Corta la pechuga de pollo en diagonal a lo largo del grano en tiras. Espolvoree con sal y cubra con harina de maíz. Calentar 10 ml / 2 cucharaditas de aceite en un wok, girar y verter. Repita una vez más. Calentar el aceite restante y sofreír el pollo y la guindilla durante 1 minuto. Agrega la leche de coco y lleva a ebullición. Agregue la cáscara de limón y cocine a fuego lento durante 5 minutos. Agrega los lichis, sazona con nuez moscada, sal y pimienta y sirve adornado con bálsamo de limón.

Sopa de almejas

Para 4 personas

2 hongos chinos secos

12 almejas, remojadas y fregadas

1,5 l / 2½ pts / 6 tazas de caldo de pollo

50 g / 2 oz de brotes de bambú, triturados

50 g / 2 oz de tirabeques (guisantes), cortados por la mitad

2 cebolletas (cebolletas), cortadas en aros

15 ml / 1 cucharada de vino de arroz o jerez seco

pizca de pimienta recién molida

Remojar los champiñones en agua tibia durante 30 minutos y luego escurrir. Deseche los tallos y corte las tapas a la mitad. Cocine al vapor las almejas durante unos 5 minutos hasta que se abran; deseche los que permanezcan cerrados. Retire las almejas de sus conchas. Llevar a ebullición el caldo y añadir las setas, los brotes de bambú, el tirabeque y las cebolletas. Cocine a fuego lento, sin tapar, durante 2 minutos. Agregue las almejas, el vino o el jerez y la pimienta y cocine a fuego lento hasta que esté bien caliente.

Sopa de huevo

Para 4 personas

1,2 l / 2 pts / 5 tazas de caldo de pollo

3 huevos batidos

45 ml / 3 cucharadas de salsa de soja

sal y pimienta recién molida

4 cebolletas (cebolletas), en rodajas

Lleva el caldo a ebullición. Incorpora poco a poco los huevos batidos para que se separen en hebras. Agregue la salsa de soja y sazone al gusto con sal y pimienta. Sirva adornado con cebolletas.

Sopa de cangrejo y vieiras

Para 4 personas

4 hongos chinos secos

15 ml / 1 cucharada de aceite de cacahuete

1 huevo batido

1,5 l / 2½ pts / 6 tazas de caldo de pollo

175 g / 6 oz de carne de cangrejo, en copos

100 g / 4 oz de vieiras sin cáscara, en rodajas

100 g / 4 oz de brotes de bambú, en rodajas

2 cebolletas (cebolletas), picadas

1 rodaja de raíz de jengibre, picada

unas gambas cocidas y peladas (opcional)

45 ml / 3 cucharadas de harina de maíz (maicena)

90 ml / 6 cucharadas de agua

30 ml / 2 cucharadas de vino de arroz o jerez seco

20 ml / 4 cucharaditas de salsa de soja

2 claras de huevo

Remojar los champiñones en agua tibia durante 30 minutos y luego escurrir. Deseche los tallos y corte las tapas en rodajas finas. Calentar el aceite, agregar el huevo e inclinar la sartén para que el huevo cubra el fondo. Cocine hasta establecer luego dar vuelta y cocinar el otro lado. Retirar de la sartén, enrollar y cortar en tiras finas.

Lleve el caldo a ebullición, agregue los champiñones, las tiras de huevo, la carne de cangrejo, las vieiras, los brotes de bambú, las cebolletas, el jengibre y las gambas, si las usa. Vuelve a hervir. Mezclar la harina de maíz con 60 ml / 4 cucharadas de agua, el vino o el jerez y la salsa de soja y agregar a la sopa. Cocine a fuego lento, revolviendo hasta que la sopa espese. Batir las claras con el agua restante y rociar la mezcla lentamente en la sopa, revolviendo vigorosamente.

Sopa de cangrejo

Para 4 personas

90 ml / 6 cucharadas de aceite de cacahuete (maní)

3 cebollas picadas

225 g / 8 oz de carne de cangrejo blanco y marrón

1 rodaja de raíz de jengibre, picada

1,2 l / 2 pts / 5 tazas de caldo de pollo

150 ml / ¼pt / taza de vino de arroz o jerez seco

45 ml / 3 cucharadas de salsa de soja

sal y pimienta recién molida

Calentar el aceite y freír las cebollas hasta que estén blandas pero no doradas. Agrega la carne de cangrejo y el jengibre y sofríe durante 5 minutos. Agrega el caldo, el vino o el jerez y la salsa de soja, sazona con sal y pimienta. Lleve a ebullición y luego cocine a fuego lento durante 5 minutos.

Sopa de pescado

Para 4 personas

225 g / 8 oz de filetes de pescado

1 rodaja de raíz de jengibre, picada

15 ml / 1 cucharada de vino de arroz o jerez seco

30 ml / 2 cucharadas de aceite de cacahuete

1,5 l / 2½ pts / 6 tazas de caldo de pescado

Cortar el pescado en tiras finas a contrapelo. Mezclar el jengibre, el vino o el jerez y el aceite, agregar el pescado y mezclar suavemente. Dejar macerar durante 30 minutos, volteando de vez en cuando. Lleve el caldo a ebullición, agregue el pescado y cocine a fuego lento durante 3 minutos.

Sopa De Pescado Y Lechuga

Para 4 personas

225 g / 8 oz de filetes de pescado blanco

30 ml / 2 cucharadas de harina común (para todo uso)

sal y pimienta recién molida

90 ml / 6 cucharadas de aceite de cacahuete (maní)

6 cebolletas (cebolletas), en rodajas

100 g / 4 oz de lechuga, rallada

1,2 l / 2 pts / 5 tazas de agua

10 ml / 2 cucharaditas de raíz de jengibre finamente picada

150 ml / ¼ pt / generosa ½ taza de vino de arroz o jerez seco

30 ml / 2 cucharadas de harina de maíz (maicena)

30 ml / 2 cucharadas de perejil fresco picado

10 ml / 2 cucharaditas de jugo de limón

30 ml / 2 cucharadas de salsa de soja

Cortar el pescado en tiras finas y luego agregar la harina sazonada. Calentar el aceite y freír las cebolletas hasta que estén blandas. Agrega la lechuga y sofríe durante 2 minutos. Agrega el pescado y cocina por 4 minutos. Agregue el agua, el jengibre y el vino o jerez, lleve a ebullición, tape y cocine a fuego lento durante 5 minutos. Mezclar la harina de maíz con un poco de agua y luego incorporarla a la sopa. Cocine a fuego lento, revolviendo durante 4 minutos más hasta que la sopa

aclara y luego sazona con sal y pimienta. Sirve espolvoreado con perejil, jugo de limón y salsa de soja.

Sopa de jengibre con albóndigas

Para 4 personas

5 cm de raíz de jengibre rallada

350 g / 12 oz de azúcar morena

1,5 l / 2½ pts / 7 tazas de agua

225 g / 8 oz / 2 tazas de harina de arroz

2,5 ml / ½ cucharadita de sal

60 ml / 4 cucharadas de agua

Coloque el jengibre, el azúcar y el agua en una cacerola y deje hervir, revolviendo. Tape y cocine a fuego lento durante unos 20 minutos. Cuela la sopa y devuélvela a la sartén.

Mientras tanto, coloque la harina y la sal en un bol y amase gradualmente en agua suficiente para hacer una masa espesa. Enróllelo en bolitas y coloque las albóndigas en la sopa. Vuelva a hervir la sopa, cubra y cocine a fuego lento durante 6 minutos más hasta que las bolas de masa estén cocidas.

Sopa picante y agria

Para 4 personas

8 hongos chinos secos

1 l / 1¾ pts / 4¼ tazas de caldo de pollo

100 g / 4 oz de pollo, cortado en tiras

100 g / 4 oz de brotes de bambú, cortados en tiras

100 g / 4 oz de tofu, cortado en tiras

15 ml / 1 cucharada de salsa de soja

30 ml / 2 cucharadas de vinagre de vino

30 ml / 2 cucharadas de harina de maíz (maicena)

2 huevos batidos

unas gotas de aceite de sésamo

Remojar los champiñones en agua tibia durante 30 minutos y luego escurrir. Deseche los tallos y corte las tapas en tiras. Llevar a ebullición los champiñones, el caldo, el pollo, los brotes de bambú y el tofu, tapar y cocinar a fuego lento durante 10 minutos. Mezcle la salsa de soja, el vinagre de vino y la harina de maíz hasta obtener una pasta suave, mezcle con la sopa y cocine a fuego lento durante 2 minutos hasta que la sopa esté transparente. Agregue lentamente los huevos y el aceite de sésamo, revolviendo con un palillo. Tapar y dejar reposar 2 minutos antes de servir.

Sopa de champiñones

Para 4 personas

15 hongos chinos secos

1,5 l / 2½ pts / 6 tazas de caldo de pollo

5 ml / 1 cucharadita de sal

Remojar los champiñones en agua tibia durante 30 minutos y luego escurrir, reservando el líquido. Deseche los tallos y corte las tapas por la mitad si son grandes y colóquelas en un tazón grande resistente al calor. Coloque el tazón sobre una rejilla en una vaporera. Llevar el caldo a ebullición, verter sobre los champiñones, tapar y cocinar al vapor durante 1 hora sobre agua hirviendo a fuego lento. Sazone al gusto con sal y sirva.

Sopa De Hongos Y Repollo

Para 4 personas

25 g / 1 oz de champiñones chinos secos

15 ml / 1 cucharada de aceite de cacahuete

50 g / 2 oz de hojas chinas, ralladas

15 ml / 1 cucharada de vino de arroz o jerez seco

15 ml / 1 cucharada de salsa de soja

1,2 l / 2 pts / 5 tazas de caldo de pollo o verduras

sal y pimienta recién molida

5 ml / 1 cucharadita de aceite de sésamo

Remojar los champiñones en agua tibia durante 30 minutos y luego escurrir. Deseche los tallos y corte las tapas. Calentar el aceite y sofreír los champiñones y las hojas chinas durante 2 minutos hasta que estén bien cubiertos. Agregue el vino o el jerez y la salsa de soja y luego agregue el caldo. Lleve a ebullición, sazone al gusto con sal y pimienta y cocine a fuego lento durante 5 minutos. Espolvorea con aceite de sésamo antes de servir.

Sopa de huevo con champiñones

Para 4 personas

1 l / 1¾ pts / 4¼ tazas de caldo de pollo

30 ml / 2 cucharadas de harina de maíz (maicena)

100 g / 4 oz de champiñones, en rodajas

1 rodaja de cebolla finamente picada

pizca de sal

3 gotas de aceite de sésamo

2,5 ml / ½ cucharadita de salsa de soja

1 huevo batido

Mezclar un poco de caldo con la maicena y luego mezclar todos los ingredientes excepto el huevo. Llevar a ebullición, tapar y cocinar a fuego lento durante 5 minutos. Agrega el huevo, revolviendo con un palillo para que el huevo forme hilos. Retirar del fuego y dejar reposar 2 minutos antes de servir.

Sopa de setas y castañas de agua

Para 4 personas

1 l / 1¾ pts / 4¼ tazas de caldo de verduras o agua

2 cebollas finamente picadas

5 ml / 1 cucharadita de vino de arroz o jerez seco

30 ml / 2 cucharadas de salsa de soja

225 g / 8 oz de champiñones

100 g / 4 oz de castañas de agua, en rodajas

100 g / 4 oz de brotes de bambú, en rodajas

unas gotas de aceite de sésamo

2 hojas de lechuga, cortadas en trozos

2 cebolletas (cebolletas), cortadas en trozos

Llevar a ebullición el agua, las cebollas, el vino o el jerez y la salsa de soja, tapar y cocinar a fuego lento durante 10 minutos. Agregue los champiñones, las castañas de agua y los brotes de bambú, tape y cocine a fuego lento durante 5 minutos. Agrega el aceite de sésamo, las hojas de lechuga y las cebolletas, retira del fuego, tapa y deja reposar 1 minuto antes de servir.

Sopa de cerdo y champiñones

Para 4 personas

60 ml / 4 cucharadas de aceite de cacahuete

1 diente de ajo machacado

2 cebollas en rodajas

225 g / 8 oz de carne de cerdo magra, cortada en tiras

1 rama de apio picado

50 g / 2 oz de champiñones, en rodajas

2 zanahorias en rodajas

1,2 l / 2 pts / 5 tazas de caldo de res

15 ml / 1 cucharada de salsa de soja

sal y pimienta recién molida

15 ml / 1 cucharada de harina de maíz (maicena)

Calentar el aceite y sofreír el ajo, la cebolla y el cerdo hasta que las cebollas estén blandas y ligeramente doradas. Agregue el apio, los champiñones y las zanahorias, tape y cocine a fuego lento durante 10 minutos. Llevar el caldo a ebullición, luego agregarlo a la sartén con la salsa de soja y sazonar al gusto con sal y pimienta. Mezcle la harina de maíz con un poco de agua, luego revuélvala en la sartén y cocine a fuego lento, revolviendo, durante unos 5 minutos.

Sopa de Cerdo y Berros

Para 4 personas

1,5 l / 2½ pts / 6 tazas de caldo de pollo

100 g / 4 oz de carne de cerdo magra, cortada en tiras

3 tallos de apio, cortados en diagonal

2 cebolletas (cebolletas), en rodajas

1 manojo de berros

5 ml / 1 cucharadita de sal

Lleve el caldo a ebullición, agregue la carne de cerdo y el apio, tape y cocine a fuego lento durante 15 minutos. Agregue las cebolletas, los berros y la sal y cocine a fuego lento, sin tapar, durante unos 4 minutos.

Sopa de cerdo y pepino

Para 4 personas

100 g / 4 oz de carne de cerdo magra, en rodajas finas
5 ml / 1 cucharadita de harina de maíz (maicena)
15 ml / 1 cucharada de salsa de soja
15 ml / 1 cucharada de vino de arroz o jerez seco
1 pepino
1,5 l / 2½ pts / 6 tazas de caldo de pollo
5 ml / 1 cucharadita de sal

Mezcle la carne de cerdo, la harina de maíz, la salsa de soja y el vino o el jerez. Mezcle para cubrir la carne de cerdo. Pele el pepino y córtelo por la mitad a lo largo y luego saque las semillas. Cortar en rodajas gruesas. Llevar el caldo a ebullición, agregar el cerdo, tapar y dejar hervir a fuego lento durante 10 minutos. Agregue el pepino y cocine a fuego lento durante unos minutos hasta que esté transparente. Agregue la sal y agregue un poco más de salsa de soja, si lo desea.

Sopa con Porkballs y Fideos

Para 4 personas

50 g / 2 oz de fideos de arroz

225 g / 8 oz de carne de cerdo picada (molida)

5 ml / 1 cucharadita de harina de maíz (maicena)

2,5 ml / ½ cucharadita de sal

30 ml / 2 cucharadas de agua

1,5 l / 2½ pts / 6 tazas de caldo de pollo

1 cebolla tierna (cebolleta), finamente picada

5 ml / 1 cucharadita de salsa de soja

Coloca los fideos en agua fría para que se remojen mientras preparas las albóndigas. Mezclar el cerdo, la maicena, un poco de sal y el agua y formar bolitas del tamaño de una nuez. Lleve una cacerola con agua a ebullición, agregue las bolas de cerdo, cubra y cocine a fuego lento durante 5 minutos. Escurrir bien y escurrir los fideos. Lleve el caldo a ebullición, agregue las albóndigas y los fideos, tape y cocine a fuego lento durante 5 minutos. Agregue la cebolleta, la salsa de soja y la sal restante y cocine a fuego lento durante 2 minutos más.

Sopa de espinacas y tofu

Para 4 personas

1,2 l / 2 pts / 5 tazas de caldo de pollo

200 g / 7 oz de tomates enlatados, escurridos y picados

225 g / 8 oz de tofu, en cubos

225 g / 8 oz de espinacas picadas

30 ml / 2 cucharadas de salsa de soja

5 ml / 1 cucharadita de azúcar morena

sal y pimienta recién molida

Lleve el caldo a ebullición, luego agregue los tomates, el tofu y las espinacas y revuelva suavemente. Vuelva a hervir y cocine a fuego lento durante 5 minutos. Agrega la salsa de soja y el azúcar y sazona al gusto con sal y pimienta. Cocine a fuego lento durante 1 minuto antes de servir.

Sopa De Maíz Dulce Y Cangrejo

Para 4 personas

1,2 l / 2 pts / 5 tazas de caldo de pollo

200 g / 7 oz de maíz dulce

sal y pimienta recién molida

1 huevo batido

200 g / 7 oz de carne de cangrejo, en copos

3 chalotas picadas

Lleve el caldo a ebullición, agregue el maíz dulce sazonado con sal y pimienta. Cocine a fuego lento durante 5 minutos. Justo antes de servir, vierta los huevos con un tenedor y revuélvalos sobre la sopa. Sirva espolvoreado con carne de cangrejo y chalotes picados.

Sopa de Sichuan

Para 4 personas

4 hongos chinos secos

1,5 l / 2½ pts / 6 tazas de caldo de pollo

75 ml / 5 cucharadas de vino blanco seco

15 ml / 1 cucharada de salsa de soja

2,5 ml / ½ cucharadita de salsa de chile

30 ml / 2 cucharadas de harina de maíz (maicena)

60 ml / 4 cucharadas de agua

100 g / 4 oz de carne de cerdo magra, cortada en tiras

50 g / 2 oz de jamón cocido, cortado en tiras

1 pimiento rojo cortado en tiras

50 g / 2 oz de castañas de agua, en rodajas

10 ml / 2 cucharaditas de vinagre de vino

5 ml / 1 cucharadita de aceite de sésamo

1 huevo batido

100 g / 4 oz de gambas peladas

6 cebolletas (cebolletas), picadas

175 g / 6 oz de tofu, en cubos

Remojar los champiñones en agua tibia durante 30 minutos y luego escurrir. Deseche los tallos y corte las tapas. Trae el caldo, el vino, la soja

salsa y salsa de chile hasta que hierva, tape y cocine a fuego lento durante 5 minutos. Licúa la harina de maíz con la mitad del agua y revuélvela con la sopa, revolviendo hasta que la sopa espese. Agrega los champiñones, el cerdo, el jamón, la pimienta y las castañas de agua y cocina a fuego lento durante 5 minutos. Agregue el vinagre de vino y el aceite de sésamo. Batir el huevo con el agua restante y rociarlo en la sopa, revolviendo vigorosamente. Agregue las gambas, las cebolletas y el tofu y cocine a fuego lento durante unos minutos para que se calienten bien.

Sopa de tofu

Para 4 personas

1,5 l / 2½ pts / 6 tazas de caldo de pollo

225 g / 8 oz de tofu, en cubos

5 ml / 1 cucharadita de sal

5 ml / 1 cucharadita de salsa de soja

Llevar a ebullición el caldo y añadir el tofu, la sal y la salsa de soja. Cocine a fuego lento durante unos minutos hasta que el tofu esté bien caliente.

Sopa de tofu y pescado

Para 4 personas

225 g / 8 oz de filetes de pescado blanco, cortados en tiras

150 ml / ¼ pt / generosa ½ taza de vino de arroz o jerez seco

10 ml / 2 cucharaditas de raíz de jengibre finamente picada

45 ml / 3 cucharadas de salsa de soja

2,5 ml / ½ cucharadita de sal

60 ml / 4 cucharadas de aceite de cacahuete

2 cebollas picadas

100 g / 4 oz de champiñones, en rodajas

1,2 l / 2 pts / 5 tazas de caldo de pollo

100 g / 4 oz de tofu, en cubos

sal y pimienta recién molida

Coloca el pescado en un bol. Mezclar el vino o jerez, el jengibre, la salsa de soja y la sal y verter sobre el pescado. Dejar macerar durante 30 minutos. Calentar el aceite y sofreír la cebolla durante 2 minutos. Agregue los champiñones y continúe friendo hasta que las cebollas estén suaves pero no doradas. Agregue el pescado y la marinada, lleve a ebullición, tape y cocine a fuego lento durante 5 minutos. Añadir el caldo, llevar a ebullición, tapar y cocinar a fuego lento durante 15 minutos. Agrega el tofu y sazona al gusto con sal y pimienta. Cocine a fuego lento hasta que el tofu esté cocido.

Sopa de tomate

Para 4 personas

400 g / 14 oz de tomates enlatados, escurridos y picados

1,2 l / 2 pts / 5 tazas de caldo de pollo

1 rodaja de raíz de jengibre, picada

15 ml / 1 cucharada de salsa de soja

15 ml / 1 cucharada de salsa de guindillas

10 ml / 2 cucharaditas de azúcar

Coloque todos los ingredientes en una sartén y déjelos hervir lentamente, revolviendo de vez en cuando. Cocine a fuego lento durante unos 10 minutos antes de servir.

Sopa de tomate y espinacas

Para 4 personas

1,2 l / 2 pts / 5 tazas de caldo de pollo

225 g / 8 oz de tomates picados enlatados

225 g / 8 oz de tofu, en cubos

225 g / 8 oz de espinacas

30 ml / 2 cucharadas de salsa de soja

sal y pimienta recién molida

2,5 ml / ½ cucharadita de azúcar

2,5 ml / ½ cucharadita de vino de arroz o jerez seco

Lleve el caldo a ebullición, luego agregue los tomates, el tofu y las espinacas y cocine a fuego lento durante 2 minutos. Agregue los ingredientes restantes y cocine a fuego lento durante 2 minutos, luego revuelva bien y sirva.

Sopa de nabo

Para 4 personas

1 l / 1¾ pts / 4¼ tazas de caldo de pollo
1 nabo grande, en rodajas finas
200 g / 7 oz de carne de cerdo magra, en rodajas finas
15 ml / 1 cucharada de salsa de soja
60 ml / 4 cucharadas de brandy
sal y pimienta recién molida
4 chalotas, finamente picadas

Llevar el caldo a ebullición, agregar el nabo y el cerdo, tapar y dejar hervir a fuego lento durante 20 minutos hasta que el nabo esté tierno y la carne cocida. Agregue la salsa de soja y sazone el brandy al gusto. Cocine a fuego lento hasta servir caliente espolvoreado con chalotas.

Sopa de verduras

Para 4 personas

6 hongos chinos secos

1 l / 1¾ pts / 4¼ tazas de caldo de verduras

50 g / 2 oz de brotes de bambú, cortados en tiras

50 g / 2 oz de castañas de agua, en rodajas

8 tirabeques (guisantes), en rodajas

5 ml / 1 cucharadita de salsa de soja

Remojar los champiñones en agua tibia durante 30 minutos y luego escurrir. Deseche los tallos y corte las tapas en tiras. Incorporarlos al caldo con los brotes de bambú y las castañas de agua y llevar a ebullición, tapar y cocinar a fuego lento durante 10 minutos. Agrega el tirabeque y la salsa de soja, tapa y cocina a fuego lento durante 2 minutos. Dejar reposar 2 minutos antes de servir.

Sopa vegetariana

Para 4 personas

¼ de col blanca

2 zanahorias

3 tallos de apio

2 cebolletas (cebolletas)

30 ml / 2 cucharadas de aceite de cacahuete

1,5 l / 2½ pts / 6 tazas de agua

15 ml / 1 cucharada de salsa de soja

15 ml / 1 cucharada de vino de arroz o jerez seco

5 ml / 1 cucharadita de sal

pimienta recién molida

Corta las verduras en tiras. Calentar el aceite y freír las verduras durante 2 minutos hasta que empiecen a ablandarse. Agregue el resto de los ingredientes, lleve a ebullición, tape y cocine a fuego lento durante 15 minutos.

Sopa de berro

Para 4 personas

1 l / 1¾ pts / 4¼ tazas de caldo de pollo
1 cebolla finamente picada
1 rama de apio finamente picado
225 g / 8 oz de berros, picados
sal y pimienta recién molida

Llevar a ebullición el caldo, la cebolla y el apio, tapar y cocinar a fuego lento durante 15 minutos. Agregue los berros, tape y cocine a fuego lento durante 5 minutos. Condimentar con sal y pimienta.

Pescado Frito con Verduras

Para 4 personas

4 hongos chinos secos

4 pescados enteros, limpios y sin escamas

aceite para freír

30 ml / 2 cucharadas de harina de maíz (maicena)

45 ml / 3 cucharadas de aceite de maní (maní)

100 g / 4 oz de brotes de bambú, cortados en tiras

50 g / 2 oz de castañas de agua, cortadas en tiras

50 g / 2 oz de col china, rallada

2 rodajas de raíz de jengibre, picadas

30 ml / 2 cucharadas de vino de arroz o jerez seco

30 ml / 2 cucharadas de agua

15 ml / 1 cucharada de salsa de soja

5 ml / 1 cucharadita de azúcar

120 ml / 4 fl oz / ¬Ω taza de caldo de pescado

sal y pimienta recién molida

¬Ω cogollos de lechuga, rallados

15 ml / 1 cucharada de perejil de hoja plana picado

Remojar los champiñones en agua tibia durante 30 minutos y luego escurrir. Deseche los tallos y corte las tapas. Espolvorea el pescado por la mitad

harina de maíz y sacudir el exceso. Calentar el aceite y sofreír el pescado durante unos 12 minutos hasta que esté cocido. Escurrir sobre papel de cocina y mantener caliente.

Calentar el aceite y sofreír los champiñones, los brotes de bambú, las castañas de agua y la col durante 3 minutos. Agrega el jengibre, el vino o jerez, 15 ml / 1 cucharada de agua, la salsa de soja y el azúcar y sofríe durante 1 minuto. Agrega el caldo, la sal y la pimienta, lleva a ebullición, tapa y cocina a fuego lento durante 3 minutos. Mezcle la harina de maíz con el agua restante, revuélvala en la sartén y cocine a fuego lento, revolviendo, hasta que la salsa espese. Coloque la lechuga en un plato para servir y coloque el pescado encima. Vierta sobre las verduras y la salsa y sirva adornado con perejil.

Alitas De Pollo Cocidas Al Rojo

Para 4 personas

8 alitas de pollo

2 cebolletas (cebolletas), picadas

75 ml / 5 cucharadas de salsa de soja

120 ml / 4 fl oz / ¬Ω taza de agua

30 ml / 2 cucharadas de azúcar morena

Corta y desecha las puntas huesudas de las alitas de pollo y córtalas por la mitad. Colocar en una olla con el resto de los ingredientes, llevar a ebullición, tapar y cocinar a fuego lento durante 30 minutos. Retire la tapa y continúe cocinando a fuego lento durante otros 15 minutos, rociando con frecuencia. Dejar enfriar y luego enfriar antes de servir.

Carne de cangrejo con pepino

Para 4 personas

100 g / 4 oz de carne de cangrejo, en copos

2 pepinos, pelados y rallados

1 rodaja de raíz de jengibre, picada

15 ml / 1 cucharada de salsa de soja

30 ml / 2 cucharadas de vinagre de vino

5 ml / 1 cucharadita de azúcar

unas gotas de aceite de sésamo

Coloque la carne de cangrejo y los pepinos en un bol. Mezcle los ingredientes restantes, vierta sobre la mezcla de carne de cangrejo y mezcle bien. Cubra y refrigere por 30 minutos antes de servir.

Las setas marinadas

Para 4 personas

225 g / 8 oz de champiñones

30 ml / 2 cucharadas de salsa de soja

15 ml / 1 cucharada de vino de arroz o jerez seco

pizca de sal

unas gotas de salsa tabasco

unas gotas de aceite de sésamo

Escaldar los champiñones en agua hirviendo durante 2 minutos, luego escurrirlos y secarlos. Colocar en un bol y verter sobre el resto de los ingredientes. Mezcle bien y enfríe antes de servir.

Champiñones Al Ajo Marinados

Para 4 personas

225 g / 8 oz de champiñones

3 dientes de ajo machacados

30 ml / 2 cucharadas de salsa de soja

30 ml / 2 cucharadas de vino de arroz o jerez seco

15 ml / 1 cucharada de aceite de sésamo

pizca de sal

Colocar los champiñones y el ajo en un colador, verter sobre agua hirviendo y dejar reposar 3 minutos. Escurrir y secar a fondo. Mezclar el resto de los ingredientes, verter la marinada sobre los champiñones y dejar macerar durante 1 hora.

Langostinos y Coliflor

Para 4 personas

225 g / 8 oz de cogollos de coliflor

100 g / 4 oz de gambas peladas

15 ml / 1 cucharada de salsa de soja

5 ml / 1 cucharadita de aceite de sésamo

Parte hervir la coliflor durante unos 5 minutos hasta que esté tierna pero aún crujiente. Mezclar con las gambas, espolvorear con salsa de soja y aceite de sésamo y mezclar. Enfríe antes de servir.

Palitos de jamón con sésamo

Para 4 personas

225 g / 8 oz de jamón, cortado en tiras

10 ml / 2 cucharaditas de salsa de soja

2,5 ml / ¬Ω cucharadita de aceite de sésamo

Coloca el jamón en un plato para servir. Mezclar la salsa de soja y el aceite de sésamo, espolvorear sobre el jamón y servir.

Tofu frío

Para 4 personas

450 g / 1 libra de tofu, en rodajas

45 ml / 3 cucharadas de salsa de soja

45 ml / 3 cucharadas de aceite de maní (maní)

pimienta recién molida

Coloque el tofu, unas pocas rodajas a la vez, en un colador y sumérjalo en agua hirviendo durante 40 segundos, luego escurra y coloque en un plato para servir. Dejar enfriar. Mezclar la salsa de soja y el aceite, espolvorear sobre el tofu y servir espolvoreado con pimienta.

Pollo con Tocino

Para 4 personas

225 g / 8 oz de pollo, en rodajas muy finas

75 ml / 5 cucharadas de salsa de soja

15 ml / 1 cucharada de vino de arroz o jerez seco

1 diente de ajo machacado

15 ml / 1 cucharada de azúcar morena

5 ml / 1 cucharadita de sal

5 ml / 1 cucharadita de raíz de jengibre picada

225 g / 8 oz de tocino magro, en cubos

100 g / 4 oz de castañas de agua, en rodajas muy finas

30 ml / 2 cucharadas de miel

Coloca el pollo en un bol. Mezclar 45 ml / 3 cucharadas de salsa de soja con el vino o jerez, el ajo, el azúcar, la sal y el jengibre, verter sobre el pollo y dejar marinar durante unas 3 horas. Ensarta el pollo, el tocino y las castañas en las brochetas de kebab. Mezclar el resto de la salsa de soja con la miel y untar los kebabs. Ase a la parrilla (asar) bajo una parrilla caliente durante unos 10 minutos hasta que estén cocidos, volteándolos con frecuencia y untando con más glaseado mientras se cocinan.

Papas Fritas De Pollo Y Plátano

Para 4 personas

2 pechugas de pollo cocidas

2 plátanos firmes

6 rebanadas de pan

4 huevos

120 ml / 4 fl oz / ¬Ω taza de leche

50 g / 2 oz / ¬Ω taza de harina común (para todo uso)

225 g / 8 oz / 4 tazas de pan rallado fresco

aceite para freír

Corta el pollo en 24 trozos. Pelar los plátanos y cortarlos a lo largo en cuartos. Corta cada cuarto en tercios para dar 24 piezas. Corta la corteza del pan y córtalo en cuartos. Batir los huevos y la leche y untar por un lado del pan. Coloque un trozo de pollo y un trozo de plátano en el lado recubierto de huevo de cada trozo de pan. Cubra los cuadrados ligeramente con harina, luego sumérjalos en huevo y cúbralos con pan rallado. Sumergir nuevamente en el huevo y el pan rallado. Calentar el aceite y freír unos cuadrados a la vez hasta que se doren. Escurrir sobre papel de cocina antes de servir.

Pollo con Jengibre y Champiñones

Para 4 personas

225 g / 8 oz de filetes de pechuga de pollo

5 ml / 1 cucharadita de polvo de cinco especias

15 ml / 1 cucharada de harina común (para todo uso)

120 ml / 4 fl oz / ¬Ω taza de aceite de maní (maní)

4 chalotes, cortados por la mitad

1 diente de ajo, cortado en rodajas

1 rodaja de raíz de jengibre, picada

25 g / 1 oz / ¬° taza de anacardos

5 ml / 1 cucharadita de miel

15 ml / 1 cucharada de harina de arroz

75 ml / 5 cucharadas de vino de arroz o jerez seco

100 g / 4 oz de champiñones, en cuartos

2,5 ml / ¬Ω cucharadita de cúrcuma

6 chiles amarillos, cortados por la mitad

5 ml / 1 cucharadita de salsa de soja

jugo de ¬Ω lima

sal y pimienta

4 hojas de lechuga crujientes

Corta la pechuga de pollo en diagonal a lo largo del grano en tiras finas. Espolvoree con polvo de cinco especias y cubra ligeramente con harina. Calentar 15 ml / 1 cucharada de aceite y sofreír el pollo hasta que se dore. Retirar de la sartén. Calentar un poco más de aceite y sofreír las chalotas, el ajo, el jengibre y los anacardos durante 1 minuto. Agregue la miel y revuelva hasta que las verduras estén cubiertas. Espolvoree con harina y luego agregue el vino o jerez. Agrega los champiñones, la cúrcuma y los chiles y cocina por 1 minuto. Agregue el pollo, la salsa de soja, la mitad del jugo de lima, sal y pimienta y caliente. Sacar de la sartén y mantenga caliente. Calentar un poco más de aceite, agregar las hojas de lechuga y freír rápidamente, sazonar con sal y pimienta y el jugo de lima restante. Colocar las hojas de lechuga en una fuente para servir caliente, esparcir la carne y las verduras encima y servir.

Pescado pseudo ahumado

Para 4 personas

1 lubina

3 rodajas de raíz de jengibre, en rodajas

1 diente de ajo machacado

1 cebolla tierna (cebolleta), en rodajas gruesas

75 ml / 5 cucharadas de salsa de soja

30 ml / 2 cucharadas de vino de arroz o jerez seco

2,5 ml / ¬Ω cucharadita de anís molido

2,5 ml / ¬Ω cucharadita de aceite de sésamo

10 ml / 2 cucharaditas de azúcar

120 ml / 4 fl oz / ¬Ω taza de caldo

aceite para freír

5 ml / 1 cucharadita de harina de maíz (maicena)

Recorta el pescado y córtalo en rodajas de 5 mm (¬º pulg.) A contrapelo. Mezcle el jengibre, el ajo, la cebolleta, 60 ml / 4 cucharadas de salsa de soja, el jerez, el anís y el aceite de sésamo. Vierta sobre el pescado y mezcle suavemente. Dejar reposar 2 horas, dando vueltas de vez en cuando.

Escurrir la marinada en una sartén y secar el pescado sobre papel de cocina. Agregue el azúcar, el caldo y la salsa de soja restante al marinar, llevar a ebullición y cocinar a fuego lento durante 1 minuto. Si necesita espesar la salsa, mezcle la maicena con un poco de agua fría, revuélvala con la salsa y cocine a fuego lento, revolviendo, hasta que la salsa espese.

Mientras tanto, calentar el aceite y sofreír el pescado hasta que esté dorado. Escurrir bien. Sumerja los trozos de pescado en la marinada y luego colóquelos en un plato para servir caliente. Sirva caliente o fría.

Champiñones rellenos

Para 4 personas

12 tapas grandes de hongos secos

225 g / 8 oz de carne de cangrejo

3 castañas de agua, picadas

2 cebolletas (cebolletas), finamente picadas

1 clara de huevo

15 ml / 1 cucharada de harina de maíz (maicena)

15 ml / 1 cucharada de salsa de soja

15 ml / 1 cucharada de vino de arroz o jerez seco

Remoja los champiñones en agua tibia durante la noche. Apriete seco. Mezcle los ingredientes restantes y úselos para rellenar las tapas de los champiñones. Colocar en una rejilla para vaporera y cocinar al vapor durante 40 minutos. Servir caliente.

Champiñones con salsa de ostras

Para 4 personas

10 hongos chinos secos
250 ml / 8 fl oz / 1 taza de caldo de res
15 ml / 1 cucharada de harina de maíz (maicena)
30 ml / 2 cucharadas de salsa de ostras
5 ml / 1 cucharadita de vino de arroz o jerez seco

Remoje los champiñones en agua tibia durante 30 minutos y luego escurra, reservando 250 ml / 8 fl oz / 1 taza de líquido de remojo. Desecha los tallos. Mezcle 60 ml / 4 cucharadas de caldo de res con la harina de maíz hasta obtener una pasta. Lleve a ebullición el caldo de res restante con los champiñones y el líquido de los champiñones, tape y cocine a fuego lento durante 20 minutos. Retire los champiñones del líquido con una espumadera y colóquelos en un plato para servir tibio. Agregue la salsa de ostras y el jerez a la sartén y cocine a fuego lento, revolviendo durante 2 minutos. Agregue la pasta de harina de maíz y cocine a fuego lento, revuelva hasta que la salsa espese. Vierta sobre los champiñones y sirva de una vez.

Rollos de cerdo y lechuga

Para 4 personas

4 hongos chinos secos

15 ml / 1 cucharada de aceite de cacahuete

225 g / 8 oz de carne de cerdo magra, picada

100 g / 4 oz de brotes de bambú, picados

100 g / 4 oz de castañas de agua, picadas

4 cebolletas (cebolletas), picadas

175 g / 6 oz de carne de cangrejo, en copos

30 ml / 2 cucharadas de vino de arroz o jerez seco

15 ml / 1 cucharada de salsa de soja

10 ml / 2 cucharaditas de salsa de ostras

10 ml / 2 cucharaditas de aceite de sésamo

9 hojas chinas

Remojar los champiñones en agua tibia durante 30 minutos y luego escurrir. Desechar los tallos y picar las tapas. Calentar el aceite y sofreír el cerdo durante 5 minutos. Agrega los champiñones, los brotes de bambú, las castañas de agua, las cebolletas y la carne de cangrejo y sofríe durante 2 minutos. Mezcle el vino o jerez, la salsa de soja, la salsa de ostras y el aceite de sésamo y revuélvalo en la sartén. Retirar del fuego.

Mientras tanto, blanquear las hojas chinas en agua hirviendo durante 1 minuto y luego

drenar. Coloque cucharadas de la mezcla de cerdo en el centro de cada hoja, doble los lados y luego enrolle para servir.

Albóndigas de Cerdo y Castañas

Para 4 personas

450 g / 1 libra de carne de cerdo picada (molida)

50 g / 2 oz de champiñones, finamente picados

50 g / 2 oz de castañas de agua, finamente picadas

1 diente de ajo machacado

1 huevo batido

30 ml / 2 cucharadas de salsa de soja

15 ml / 1 cucharada de vino de arroz o jerez seco

5 ml / 1 cucharadita de raíz de jengibre picada

5 ml / 1 cucharadita de azúcar

sal

30 ml / 2 cucharadas de harina de maíz (maicena)

aceite para freír

Mezcle todos los ingredientes excepto la harina de maíz y forme bolitas con la mezcla. Enrolle la harina de maíz. Calentar el aceite y sofreír las albóndigas durante unos 10 minutos hasta que se doren. Escurrir bien antes de servir.

albóndigas de cerdo

Para 4'6

450 g / 1 libra de harina común (para todo uso)

500 ml / 17 fl oz / 2 tazas de agua

450 g / 1 lb de carne de cerdo cocida, picada

225 g / 8 oz de gambas peladas, picadas

4 tallos de apio picados

15 ml / 1 cucharada de salsa de soja

15 ml / 1 cucharada de vino de arroz o jerez seco

15 ml / 1 cucharada de aceite de sésamo

5 ml / 1 cucharadita de sal

2 cebolletas (cebolletas), finamente picadas

2 dientes de ajo machacados

1 rodaja de raíz de jengibre, picada

Mezcle la harina y el agua hasta obtener una masa suave y amase bien. Tapar y dejar reposar 10 minutos. Extienda la masa lo más finamente posible y córtela en círculos de 5 cm / 2. Mezcle todos los ingredientes restantes. Coloque cucharadas de la mezcla en cada círculo, humedezca los bordes y selle en un semicírculo. Ponga a hervir una cacerola con agua y luego coloque suavemente las albóndigas en el agua.

Rissoles de cerdo y ternera

Para 4 personas

100 g / 4 oz de carne de cerdo picada (molida)

100 g / 4 oz de ternera picada (molida)

1 rebanada de tocino rayado, picado (molido)

15 ml / 1 cucharada de salsa de soja

sal y pimienta

1 huevo batido

30 ml / 2 cucharadas de harina de maíz (maicena)

aceite para freír

Mezcle las carnes picadas y el tocino y sazone con sal y pimienta. Ate con el huevo, forme bolas del tamaño de una nuez y espolvoree con harina de maíz. Calentar el aceite y sofreír hasta que se doren. Escurrir bien antes de servir.

Gambas Mariposa

Para 4 personas

450 g / 1 libra de gambas grandes peladas

15 ml / 1 cucharada de salsa de soja

5 ml / 1 cucharadita de vino de arroz o jerez seco

5 ml / 1 cucharadita de raíz de jengibre picada

2,5 ml / ¬Ω cucharadita de sal

2 huevos batidos

30 ml / 2 cucharadas de harina de maíz (maicena)

15 ml / 1 cucharada de harina común (para todo uso)

aceite para freír

Cortar las gambas a la mitad de la espalda y extenderlas para formar una mariposa. Mezcle la salsa de soja, el vino o el jerez, el jengibre y la sal. Verter sobre las gambas y dejar macerar durante 30 minutos. Retirar de la marinada y secar. Batir el huevo con la maicena y la harina hasta formar una masa y mojar las gambas en la masa. Calentar el aceite y sofreír las gambas hasta que se doren. Escurrir bien antes de servir.

Langostinos chinos

Para 4 personas

450 g / 1 libra de gambas sin pelar

30 ml / 2 cucharadas de salsa Worcestershire

15 ml / 1 cucharada de salsa de soja

15 ml / 1 cucharada de vino de arroz o jerez seco

15 ml / 1 cucharada de azúcar morena

Coloca las gambas en un bol. Mezclar el resto de ingredientes, verter sobre las gambas y dejar macerar durante 30 minutos. Transfiera a un molde para hornear y hornee en un horno precalentado a 150 ° C / 300 ° F / marca de gas 2 durante 25 minutos. Sirva caliente o frío en las conchas para que los invitados las desgranen.

Galletas saladas de gambas

Para 4 personas

100 g / 4 oz de galletas de gambas
aceite para freír

Calentar el aceite hasta que esté muy caliente. Añada un puñado de galletas de gambas a la vez y fría unos segundos hasta que se hinchen. Retirar del aceite y escurrir sobre papel de cocina mientras continúas friendo las galletas.

Lightning Source UK Ltd.
Milton Keynes UK
UKHW020635140521
383717UK00011B/489